CONTRIBUTION A L'ÉTUDE

DES HERNIES INGUINALE ET CRURALE

Du Diverticule de Meckel

PAR

GRANDJEAN, François-Victor-Auguste-Georges

Docteur en Médecine

NANCY

IMPRIMERIE ADMINISTRATIVE L. KREIS, RUE SAINT-GEORGES, 51

1901

CONTRIBUTION A L'ÉTUDE

DES HERNIES INGUINALE ET CRURALE

Du Diverticule de Meckel

CONTRIBUTION A L'ÉTUDE

DES HERNIES INGUINALE ET CRURALE

Du Diverticule de Meckel

PAR

GRANDJEAN, François-Victor-Auguste-Georges

Docteur en Médecine

NANCY

IMPRIMERIE ADMINISTRATIVE L. KREIS, RUE SAINT-GEORGES,

1901

AVANT-PROPOS

Au terme de nos études médicales, nous saisis-
sons avec empressement l'occasion qui nous est
donnée de remercier tous nos Maîtres de la
Faculté qui ont bien voulu s'intéresser à nous.

Que M. le Professeur Gross veuille bien rece-
voir ici l'hommage de notre profond respect et de
notre bien vive reconnaissance. Il nous a donné
bien souvent des marques d'intérêt auxquelles
nous avons été très sensible et dont nous garde-
rons le meilleur souvenir. Nous lui exprimons
notre profonde gratitude pour l'honneur qu'il
nous fait aujourd'hui en acceptant la présidence
de notre thèse.

M. le Professeur agrégé Michel nous a donné
l'idée de ce travail au cours duquel il ne nous a
ménagé ni son temps, ni ses conseils. Nous avons
toujours trouvé auprès de lui l'accueil le plus
sympathique, et nous avons pu apprécier l'utilité

de ses conseils éclairés ; nous ne saurions assez l'en remercier ; nous lui adressons l'expression de notre cordiale reconnaissance.

Nous avons suivi avec attrait la clinique médicale de M. le professeur Spillmann qui fut toujours pour nous un maître plein de bonté. Nous l'en remercions bien sincèrement.

Nous tenons également à assurer toute notre reconnaissance à M. le professeur Rohmer et à M. le professeur agrégé Étienne pour toutes les marques d'intérêt qu'ils nous ont données à maintes reprises.

CHAPITRE PREMIER

INTRODUCTION

Le diverticule de Meckel, vestige embryonnaire du canal amphalo-mesentérique, peut être très souvent le point de départ d'accidents généralement très graves.

Le plus fréquent de ces accidents est l'occlusion intestinale par étranglement, que le diverticule soit adhérent à l'ombilic,ce qui est rare, ou qu'il soit libre dans la cavité abdominale, et dans ce cas, il peut produire l'occlusion en s'enroulant autour de l'intestin ou par les adhérences qu'il peut contracter avec les organes voisins.

Le diverticule de Meckel peut encore produire l'occluiion en entraînant l'invagination de l'intestin dont il émerge, soit enfin en devenant le siège d'un véritable volvulus.

Nous ne citons que pour mémoire ces accidents étudiés par Blanc (1). Nous ne nous occupons que des hernies diverticulaires, et, laissant de côté les hernies congénitales, n'étudierons que les hernies acquises.

---

(1) BLANC, Thèse, Paris, 1899.

CHAPITRE II

HISTORIQUE

Depuis longtemps, les hernies diverticulaires occupent
une place dans la littérature médicale.

Déjà, en 1698, Ruysh émet l'hypothèse de la présence
possible de diverticules intestinaux dans les hernies.

La première observation de hernie du diverticule de
Meckel, signalée en France, fut communiquée à l'Académie des Sciences par Littre en 1700. La hernie diverticulaire prit plus tard, pour cette raison, le nom de *hernie de
Littre* par opposition à la *hernie* de *Richter*, hernie incomplète ou pincement latéral. Méry en 1701, puis
Wrisberg, Fabrier de Hilden, Günz, Morgagni, Aymand,
Vylhoorn, Palfyn, Meckel poursuivirent ensuite cette
étude des hernies diverticulaires.

Littre et Méry croyaient que la mobilité du diverticule
était un obstacle à son introduction dans les canaux inguinaux et cruraux et crurent se trouver en présence
d'une anse intestinale herniée allongée en doigt de gant
par la pression des viscères et de la paroi abdominale.

Malgaigne soutenait également cette théorie.

Cazin (1), en 1862, exposant dans sa thèse l'anatomie et la constitution histologique du diverticule de Meckel et des faux diverticules, consacra un chapitre très important aux hernies de l'appendice iléal.

En 1893, Franchomme (2), dans sa thèse consacra également un chapitre aux hernies de Littre.

Blanc (3), en 1899, étudiant la pathogénie du diverticule de Meckel, attire l'attention sur les diverticulites déjà signalées par Cazin, et reprend les études de ce dernier sur les hernies diverticulaires, dont il publie de nouvelles observations.

En juillet 1901, à la Société de chirurgie de Paris, à propos d'une communication de M. Schwartz, sur un cas de pincement latéral de l'intestin grêle, MM. Broca et Pierre Delbet, montrent qu'il existe des pincements ou plutôt des étranglements diverticulaires qui peuvent faire croire à des pincements latéraux. M. Delbet montre comment on pouvait les distinguer.

Par ce court exposé historique, nous voyons que les hernies du diverticule sont relativement rares.

Elles sont intéressantes parce qu'elles ont de grands points de contact, au point de vue clinique, avec les hernies d'un autre appendice, l'appendice iléo-cæcal.

---

(1) CAZIN, Thèse, Paris, 1862.
(2) FRANCHOMME, Thèse Paris, 1893.
(3) BLANC Thèse, Paris 1899.

CHAPITRE III

ANATOMIE

Avant d'aborder l'étude clinique de ces hernies acquises du diverticule de Meckel, nous croyons absolument nécessaire de faire précéder cette étude d'un court chapitre anatomique. Nous verrons, en effet, en étudiant le diagnostic, qu'il n'est pas toujours possible de différencier la hernie diverticulaire du pincement latéral par la clinique, ni même au cours de l'opération. Nous verrons même qu'un examen macroscopique est insuffisant à nous renseigner, et qu'il faut, en général, recourir à l'examen microscopique.

Le diverticule de Meckel est un appendice inséré, d'une part, sur l'intestin, l'iléon presque toujours, et dont l'autre extrémité flotte librement dans la cavité abdominale.

Son siège est chez l'adulte à un mètre environ de la valvule de Bauhin ; il n'y a rien de très fixe à cet égard ; les distances extrêmes observées étant en effet, de 0 m. 27 à 3 mètres au-dessus de la valvule.

Sa longeur habituelle est de 0 m. 06 à 0 m. 08 peut

atteindre 0 m. 23 ou descendre à 0 m. 02 ; son calibre est, en général, égal ou un peu inférieur à celui de l'intestin grêle.

La forme du diverticule est très variable. Généralement cylindrique, en doigt de gant, il peut être conique à grosse extrémité dirigée vers l'intestin ou conique à disposition inverse ; il peut être globuleux.

Son insertion se fait le plus souvent au niveau du bord libre de l'intestin, quelquefois au bord mésentérique ou sur les parties latérales, à angle droit ou à angle aigu.

La base d'implantation du diverticule de Meckel est, en général, plus étendue que le sommet, qui se termine en sphère, en ampoule, est effilé ou recourbé.

L'appendice iléal est moins rare qu'on ne pourrait le croire, puisque les statistiques nous le montrent comme existant chez 2 p. 100 des sujets examinés.

CONSTITUTION DE LA PAROI. — Si l'on examine la paroi du diverticule de Meckel, on y retrouve comme dans l'intestin les couches séreuse, musculeuse, sous-muqueuse et muqueuse.

a) TUNIQUE SÉREUSE. — La séreuse est assez épaisse. Le péritoine passe sans ligne de démarcation de l'intestin sur l'appendice, auquel il forme une gaîne complète, adhérente ; il est rare qu'il existe un méso.

b) TUNIQUE MUSCULAIRE. — Le tissu musculaire de l'appendice iléal est formé par deux couches de fibres, l'une superficielle, longitudinale, se continuant avec les fibres longitudinales de l'intestin, et dont les fibres sont étalées ou réunies en faisceaux. Ces fibres, à l'extrémité de l'organe, se terminent en spirales ou s'épuisent en laissant un point découvert.

La couche musculaire profonde est formée par des fibres transversales, d'épaisseur variable, qui, quelquefois, forment une sorte de sphincter à la base de l'appendice.

c) TUNIQUE SOUS-MUQUEUSE. — La sous-muqueuse est épaissie, lâche et contient de nombreux vaisseaux. Puis on trouve une musculaire de la muqueuse et la muqueuse.

d) TUNIQUE MUQUEUSE. — La tunique muqueuse continue celle de l'intestin ; on y retrouve, à l'état normal, des villosités, des glandes de Lieberkühn ; on y a même vu des follicules clos et une plaque de Peyer.

M. E. Kirmisson, dans une communication qu'il fit à la Société de Chirurgie de Paris, le 31 juillet 1901, indique également la présence dans la muqueuse du diverticule de Meckel de glandes en grappe analogues à celles qui existent dans la région pylorique.

« Siegenbeck von Heukelom examina un certain nombre
« d'embryons, et, sur un fœtus presque à terme, il ren-
« contra un diverticule de Meckel long de 5 centimètres,
« inséré au point habituel sur l'intestin et divisé en deux
« parties par un resserrement. Chacune de ces deux parties
« possédait un épithélium différent ; celle qui était en
« communication avec l'intestin avait un épithélium
« intestinal, l'autre possédait un épithélium semblable à
« celui de la région pylorique ; aussi, l'auteur lui donne-
« t-il le nom de muqueuse pseudo-pylorique ».

Nous verrons au diagnostic l'importance de cette communication.

Vaisseaux. — Les artères viennent de la mésentérique supérieure et s'accolent à l'appendice parallèlement à son axe. Comme elles sont les vestiges de la circulation omphalo-mésentérique, on peut n'en trouver qu'une, l'autre s'étant atrophiée. Chaque artère est accompagnée par une veine. Si le canal a plus rétrogradé que ses vaisseaux, on peut voir ceux-ci se prolonger au-delà du sommet de l'appendice en filaments généralement devenus fibreux et qui flottent librement.

Faux diverticules. — Il existe de faux diverticules qui paraissent avoir été pris souvent pour le diverticule de Meckel, quoique d'origine et de structure bien différente de celui-ci.

Les faux diverticules sont constitués par une hernie de la muqueuse à travers les fibres musculaires de l'intestin qui cédent à ce niveau ; c'est la *hernie tuniquaire de Cruveilhier*.

Jamais on ne rencontre à leur surface de fibres musculaires ; elles forment un anneau à la base et donnent à celle-ci une consistance dure.

Ne dépassant pas 0 m. 02, ils sont plus petits que le diverticule de Meckel ; ils sont généralement globuleux et peuvent siéger sur toute la hauteur du tube digestif, de préférence sur le colon descendant et l'S iliaque.

Leur implantation se fait par une ouverture étroite, en forme d'anneau ou de boutonnière présentant une certaine résistance. Ses parois sont minces.

Ils sont recouverts par le péritoine, sauf quand ils se présentent à la partie postérieure de la troisième portion du duodenum.

Ils ont pour cause la plus habituelle la constipation, surtout chez les vieillards, et on peut les rencontrer en très grand nombre chez le même individu.

La situation, la pluralité, la consistance, la longueur, l'épaisseur, la forme de l'orifice intestinal et surtout la constitution anatomique de ces faux diverticules, permettent de les différencier assez facilement du diverticule de Meckel.

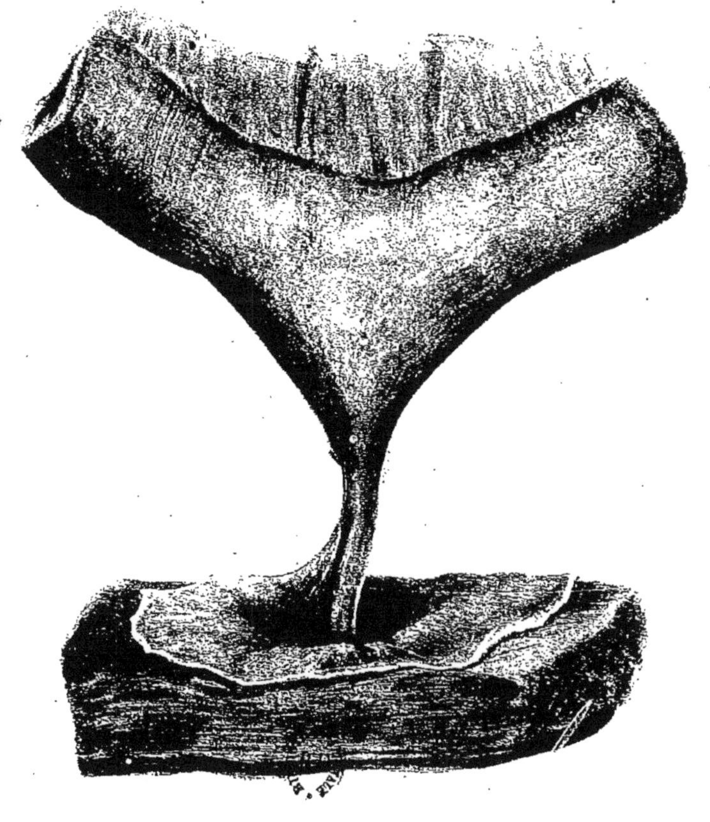

CHAPITRE IV

OBSERVATIONS

Nous croyons utile de faire suivre cette étude anatomique de notre observation et de celles que nous avons
pu trouver dans la littérature médicale ; car nous aurons
à tout instant l'occasion de nous en servir dans notre
étude clinique.

Observation I

Recueillie dans le service de M. le Professeur Gross.

X..., âgé de 52 ans entre au service de M. le Professeur
Gross, en février 1901, porteur depuis un an environ d'une
fistule stercorale siégeant *à gauche au niveau de la région correspondant au canal inguinal.*

Au mois de novembre 1898, le malade vit survenir au pli de
l'aine une grosseur qui augmenta sensiblement de volume. Un
médecin consulté lui dit qu'il était porteur d'une hernie.

Trois mois après l'apparition de cette tumeur, à la suite d'un
effort, dit-il, cette tumeur se serait rompue, un orifice se serait

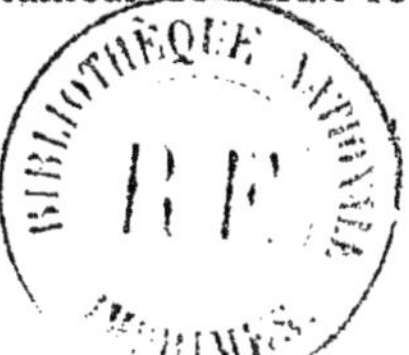

2

formé, et cet orifice aurait livré passage aux matières et au gaz.
A ce moment, les téguments étaient rouges, la tumeur n'était
pas douloureuse, il n'existait pas de phénomènes péritonéaux, le
malade ne vomissait pas, son état général était bon.

A son entrée à l'hôpital, on constate dans la région inguinale
gauche, un orifice fistuleux qui laisse passer les matières fécales.

Cet orifice fistuleux siège au niveau de la région correspondant à l'anneau inguinal externe. Tout autour, les téguments
sont rouges, enflammés, décollés auprès de la fistule. Il existe
une cavité suppurante ; l'orifice fistuleux est unique. Un stylet,
introduit, s'engage dans la profondeur sur une longueur d'au
moins o m. o6. Le trajet de la fistule semble direct. Les matières
qui s'en découlent sont liquides et en petite quantité. Le malade
va à la selle par le rectum.

On se borne avant de procéder à une intervention chirurgi-
cale, à désinfecter les téguments. On donne au malade des anti-
septiques intestinaux ; on le constipe.

DIAGNOSTIC. — Le diagnostic de fistule stercorale était
évident. Mais quelle était la cause, l'origine de cette fistule ? Il
était bien difficile de penser à un phlegmon herniaire ouvert
spontanément, tous les symptômes d'étranglement herniaire
ayant manqué et le malade nous disant qu'il n'avait jamais
souffert de la tumeur qu'il avait dans la région inguinale.

On pouvait éliminer le cancer et la tuberculose ; l'état général
était très bon et il n'existait aucun symptôme pouvant faire
penser à une de ces affections.

Le diagnostic était toujours incertain quand le malade prit
une pneumonie double qui l'emporta en quelques jours.

AUTOPSIE. — A l'autopsie, voici ce que nous avons trouvé :
A l'ouverture de la cavité abdominale une anse grêle,
distante de o m. 6o à o m. 7o de la valvule iléo-cœcale, était
adhérente à la paroi par un long diverticule s'engageant dans le

canal inguinal ; ce diverticule était adhérent par sa partie inférieure et par sa partie postérieure au péritoine.

Nous avons pensé tout de suite à un étranglement du diverticule de Meckel, étranglement de la partie toute supérieure de
de ce diverticule, ce qui explique l'absence presque complète de
symptômes.

A l'ouverture de la paroi thoracique, on constate des lésions
de pneumonie des deux côtés.

EXAMEN HISTOLOGIQUE. — L'examen histologique fut fait
par M. Garnier, interne des hôpitaux, ancien préparateur
d'histologie.

On prélève de la pièce fixée dans un mélange d'alcool
et de formol dilué un segment destiné à être débité en
coupes transversales. Ce segment est détaché à 0 m. 04
environ de l'orifice inguinal de la fistule.

Après inclusion à la paraffine, l'organe est coupé à une
épaisseur de 7 à 8 µ à l'aide du microtone de Zimmer-
mann. Les coupes sont alors colorées à l'aide de l'héma-
toxiline Delafrêle avec fond à l'érythrosine et par la thionine.

A un faible grossissement, l'organe, *en coupe transver-
sale*, apparaît comme un tube creux, à lumière ovalaire,
constitué par une paroi assez forte, mais d'épaisseur légèrement inégale par places. La structure de cette paroi est
complexe et, de même que dans l'intestin grêle, on peut
y distinguer trois couches :

a) *Une tunique séreuse.*

b) *Une tunique musculeuse.*

c) *Une tunique muqueuse* avec son *chorion*.

Tous ces territoires, sauf la portion épithéliale de la
muqueuse sont sillonnés par de nombreux vaisseaux san-

guins et lymphatiques que les coupes atteignent suivant divers plans ainsi que par quelques filets nerveux.

De l'un des points de la paroi ainsi constituée, se détache un petit prolongement long de 0 m. 015 et large de 0 m. 004 limité par l'endothélium de la couche séreuse et renfermant à son intérieur, outre du tissu conjonctif lâche et de nombreux vaisseaux, quelques faisceaux de fibres musculaires lisses dont la direction générale est parallèle ou légèrement oblique au grand axe du tube intestinal.

Il s'agit là d'un court meso qui accompagne quelquefois le diverticule de Meckel. (Nous avons vu que Cazin regarde ce méso comme rare.)

a) *Tunique séreuse.* — La tunique séreuse est constituée par un revêtement endothélial dont çà et là quelques cellules sont desquamées tandis que se montrent quelques fins filaments de fibrine en connexion avec le tissu conjonctif sous-séreux. Celui-ci, peu épais, renferme des vaisseaux sanguins et lymphathiques fortement dilatés.

b) *Tunique musculeuse.* — Immédiatement en relation avec la tunique sous-séreuse, se trouve la tunique musculeuse.

Elle est constituée par une mince lamelle de fibres longitudinales externes, intérieurement accolée à des fibres circulaires plus abondantes avec lesquelles elles s'entremêlent au niveau de leur point de contact.

La couche de fibres circulaires est assez épaisse et homogène et ne semble pas se diviser en faisceaux. De temps en temps, de sa partie interne se détachent des fibres ou fascicules isolés qui insensiblement prennent une direction longitudinale.

La couche circulaire est alors remplacée par les faisceaux revenus alors circulaires d'une troisième couche de fibres dont le trajet prépondérant semble être longitudinal. Cette couche divisée en gros faisceaux nettement individualisés et séparés par de larges espaces conjonctifs fournit des fibres qui courent obliquement dans la paroi du diverticule et décrivent autour de celui-ci un trajet spiralé que certains auteurs ont déjà signalé. L'épaisseur de cette couche est très variable selon les points considérés ; de là résultent presque exclusivement les variations d'épaisseur constatées au niveau de la paroi.

Tous ces faisceaux musculaires sont unis par un tissu conjonctif abondant, à mailles serrées et très peu développé au niveau des deux couches externes de fibres lisses ; il est très marqué et plus lâche entre les faisceaux les plus internes, en dedans desquels il se continue avec le chorion de la sous-muqueuse.

Beaucoup de vaisseaux qui le sillonnent sont dilatés, surtout les veinules et les lymphatiques. Certaines artérioles renferment dans leur lumière des détritus granuleux formés de globules blancs et d'endothélium desquamé, tandis que la périartère, plus épaisse que normalement, donne asile à de nombreuses mastzellen.

Ces dernières que l'on rencontre déjà entre les faisceaux musculaires deviennent plus abondantes au fur et à mesure que l'on se rapproche de l'épithélium.

c) *Tunique sous-muqueuse.* — Entre l'épithélium et la

couche musculaire on trouve la sous-muqueuse avec le tissu conjonctif du chorion et la muscularis mucosæ.

Le tissu conjonctif de la sous-muqueuse est très lâche et *œdématié*.

Les vaisseaux très dilatés sont en certains endroits thrombosés, leur lumière étant remplacée par des globules blancs au milieu de granulations fibreuses.

Des leucocytes peu abondants se rencontrent aussi dans les espaces conjonctifs. Ils sont de même que les mastzellen plus nombreux en dedans de la muscularis mucosæ.

Celle-ci renferme des fibrilles longitudinales externes et principalement des fibrilles circulaires à trajet ondulé. En dedans se trouve le tissu conjonctif du chorion. Mais déjà il prend à peine les colorants et offre un aspect vitreux et homogène que l'on retrouve au maximum au au niveau de l'épithélium. Les mastzellen s'y aperçoivent encore, mais les globules blancs ordinaires commencent déjà à être rebelles à toute coloration ; on ne les distingue guère que par différence de réfringence et l'aspect particulier de leurs noyaux.

Quant aux cellules épithéliales, elles ont disparu du revêtement muqueux. Celui-ci affecte en bordure de la lumière une direction fortement sinueuse, délimitant ainsi de nombreuses villosités, toutes ont le même aspect vitreux et sont bourrées de leucocytes vitreux. On ne trouve plus que des résidus dégénérés de la partie profonde des glandes en tubes qui primitivement tapissaient la muqueuse. L'épithélium sécréteur est dégénéré aussi et infiltré de leucocytes ayant subi la même transformation.

Nulle part, il n'existait de formations correspondant à des follicules lymphatiques.

Par la thionine, on pouvait déceler de nombreuses bactéries à la surface des villosités mises à nu et ayant pénétré dans leur partie superficielle.

Les lumières glandulaires en étaient également bourrées ainsi que les espaces lymphatiques péritubulaires.

En résumé, il s'agissait, comme la structure ci-dessus indiquée le témoigne, d'un diverticule de Meckel dont la muqueuse présentait des lésions de nécrose massive avec infiltration œdémateuse et thrombose capillaire du tissu sous-muqueux.

Cette observation est, en résumé, celle d'un homme atteint de fistule pyo-stercorale, consécutive, probablement, à un étranglement d'un diverticule de Meckel, ou tout au moins à l'inflammation de ce diverticule hernié dans le canal inguinal.

Au point de vue clinique, il faut signaler le peu de symptômes précédant l'apparition de la fistule ; tout se borne à l'évolution d'un abcès stercoral, sans autres phénomènes, sans vomissements, sans arrêt des matières, ni des gaz.

Nous verrons qu'au point de vue du diagnostic cette absence de symptômes est un grand signe de probabilité d'étranglement du diverticule, les symptômes du pincement latéral étant en général plus marqués.

Notre malade ayant été observé à la période de fistule, on n'aurait pu faire qu'un diagnostic de probabilité, basé sur cette absence de symptômes.

C'est l'examen histologique seul qui nous a renseigné exactement en nous montrant que l'organe hernié avait une constitution identique à celle des diverticules de

Meckel, bien que ce diverticule présentât ici des lésions qui avaient modifié l'état de sa muqueuse.

Les hernies du diverticule de Meckel sont relativement rares. Tous les cas connus sont rapportés par Cazin (1) et repris par Blanc.

Nous dirons avec Blanc que bien des cas cités par Cazin sont douteux et peuvent se rapporter à de faux diverticules, à des pincements latéraux ou à l'appendice iléocœcal, les observations étant incomplètes et l'examen histologique faisant défaut.

Seule, son observation personnelle a plus de valeur ; mais c'est une observation purement anatomique et Cazin n'a pu fournir aucun renseignement clinique.

Observation II

En préparant, dit-il un sujet pour l'étude des aponévroses abdominales, je sentis à la partie supérieure du scrotum, du côté droit, une tuméfaction inaccoutumée, molle, un peu pâteuse, cylindrique, de la grosseur d'un doigt, ayant la forme du cordon spermatique et paraissant faire corps avec lui ; la partie inférieure s'effaçait insensiblement ; la supérieure s'enfonçait dans le canal inguinal ; je n'y fis pas plus attention prenant cette tumeur pour un engorgement du cordon et cela avec d'autant plus de raison que le testicule de ce côté était induré. Ce n'est qu'en disséquant les connexions du crémaster avec le petit oblique que je trouvai la nature de cette tuméfaction.

Un diverticule long de o m. 12, rempli par des matières fécales demi-molles, ne présentant aucune trace d'inflammation,

_____

(1) Cazin, Thèse Paris, 1862,

partait du bord libre de l'iléon à o m. 30 du cœcum, et faisait hernie par le canal inguinal. Quand sa cavité fut vidée des excréments qu'elle contenait, la réduction put assez facilement s'opérer ; le point d'insertion à l'intestin, plus large que le sommet, un peu aplati dans le sens latéral, répondait exactement à l'orifice supérieur du canal, de sorte que l'artère épigastrique se trouvait au côté interne de l'origine du diverticule. L'intestin qui lui donnait naissance n'était modifié ni dans sa forme, ni dans sa structure ; il formait une circonvolution d'aspect normal dont le coudé correspondait au point d'émergence du processus et par conséquent à l'orifice interne de l'anneau.

La constitution très développée des fibres musculaires de l'appendice, leur disposition en deux couches presque semblables à celle de l'intestin, ne pouvaient faire douter un instant de son origine ; évidemment il était congénital.

Le sac était complet, de même forme que l'appendice, et situé au devant du cordon spermatique ; en bas, vers sa terminaison, il présentait avec ce dernier des adhérences assez intimes.

Dans la thèse de *Franchomme*, les hernies diverticulaires sont brièvement étudiées ; nous ne trouvons pas d'observations.

Dans la thèse de *Blanc*, nous trouvons deux observations de hernie non compliquée du diverticule de Meckel. La première a été constatée par *Bland Sutton* (Méd. Mod., 1896) : *Obs. XIX de Blanc*.

Observation III

Un homme de 50 ans souffrait d'une hernie inguinale irréductible à droite. La partie supérieure du scrotum était occupée par une grosseur du volume d'un œuf de poule ; elle était trans parente, mais on pouvait facilement distinguer un cordon arrondi qui remontait le canal inguinal.

OPÉRATION. — Dissection des enveloppes du sac.   Ouverture du sac, issue de 60 gr. de liquide jaunâtre. Le bout supérieur du kyste semblait être bouché par du tissu qui ressemblait à de l'intestin. Une seconde incision fut faite au-dessus du sac et on trouva alors un repli d'intestin qui occupait tout le canal inguinal et dont le bout inférieur était si solidement adhérent au sac qu'il fût nécessaire de détacher le kyste par des incisions laissant un morceau circulaire adhérent à l'extrémité de l'intestin. Ensuite la partie d'intestin qui formait la hernie fut tirée en bas et alors on découvrit que c'était un grand diverticulum de Meckel persistant.

La seconde observation de hernie du diverticule de Meckel non compliquée relatée par Blanc lui est communiquée par M. Siron (de Maubeuge) :

Observation IV

De M. Siron rapportée par Blanc.

Hernie inguinale diverticulaire droite. — Jeune garçon de huit ans et demi est conduit au Dr Siron pour une hernie inguinale droite, existant depuis la naissance, grosse comme une mandarine, et ne pouvant rester maintenue par un bandage tout à fait inefficace. Facilement réductible, peu sonore à la percussion, elle entraîne le testicule à l'anneau inguinal en le réduisant. Le diagnostic porté est : hernie avec épiploon adhérent au fond du sac. Opération, ouverture du sac ; une anse de l'intestin grêle apparaît très mobile du côté du ventre. Le sommet de l'anse au contraire est plus fixe : dans les manœuvres pour le mobiliser, on retourne un sac séparé du premier par un rétrécissement. On voit alors partant de la convexité de l'anse, un conduit large comme un pouce, long de 7 à 8 centimètres, terminé en cul de sac, et venant adhérer au fond près de la tête de l'épididyme : son aspect, sa structure paraissent de l'intestin grêle, et le Dr Siron reconnaît un diverticule de Meckel. — Dissection aux ciseaux de l'adhérence au testicule et réduction dans le ventre, guérison en trois semaines.

Si la hernie diverticulaire est rare, ses complications sont exceptionnelles ; les deux observations qui vont suivre et que nous empruntons encore à la thèse de Blanc sont les seules que nous ayons pu trouver où les phéno-mènes d'étranglement aient eu, d'une façon évidente le diverticule de Meckel pour point de départ. L'une de ces observations est de M. Kirmisson, l'autre est rapportée par Cazin ; elles furent toutes deux suivies d'autopsie.

Observation V

De M. Kirmisson, rapportée par Cazin.

Hernie inguinale gauche diverticulaire étranglée. — In Kirmisson.

Traité des maladies congénitales (résumée). — Jeune homme de 19 ans, amené à Saint-Louis avec les signes d'une hernie inguinale gauche étranglée. Le malade se souvenait d'avoir eu cette hernie ; elle était facilement réductible et maintenue par un bandage. Cependant, *après réduction, il restait au niveau du cordon un peu de tuméfaction.* De l'autre côté, il existe une hydro-cèle vaginale, pour laquelle on a fait une ponction sans injection trois mois auparavant. Il y a quinze jours, le liquide s'étant reproduit, on a fait une nouvelle ponction, toujours sans injec-tion. Pendant deux ou trois jours, dit le malade, cette ponction a été suivie de signes de péritonite. Depuis lors, les douleurs ressenties par le malade l'ont empêché de porter son bandage.

Dans la nuit dernière, vers trois heures du matin, il éprouva des douleurs violentes dans sa hernie devenue soudain irréductible ; à ce moment même, il alla à la garde-robe ; mais bientôt après, des vomissements, d'abord alimentaires, puis bilieux, se manifestèrent, et on porta le malade à l'hôpital. Injection de morphine au niveau du pédicule ; tentatives infructueuses de taxis. M. Kirmisson voit le malade dix-sept heures après le début des accidents.

Kélotomie immédiate. Intestin congestionné, pas de lésions sérieuses. Découverte d'un diverticule de Meckel, mesurant o m. 07 de longueur, partant du sommet de l'anse herniée et adhérent par son extrémité au fond du sac.

Dissection de l'adhérence et réduction dans le ventre. En dépit de l'opération, les phénomènes d'étranglement persistèrent et le malade mourut dix heures après.

L'autopsie montra qu'il n'y avait pas de péritonite : l'intestin et le diverticule, communiquant largement avec lui, n'avaient pas de perforation.

Observation VI

(Thèse de Cazin.)

Jeune homme, 18 ans, ayant une hernie scrotale étranglée, depuis quatre jours présente des vomissements fécaloïdes. Après des manœuvres de taxis, la tumeur disparaît presque complètement, il reste seulement *dans l'aine une espèce de cordon qui, se prolongeant jusqu'au fond de la bourse, allait diminuant de grosseur*. Le malade meurt après un mieux apparent ; la tumeur s'était reproduite.

Autopsie. — Intestin grêle très enflammé ; dans la bourse, on trouve un repli de l'iléon qui avait quatre à cinq pouces de longueur, vide, aux parois épaisses, congestionnées, rouge foncé, adhérentes au sac et à l'épiploon.

Telles sont les observations que nous avons pu trouver ; nous ne doutons pas un seul instant que les cas sont plus nombreux. Cependant, nous avons trois monographies, l'une datant de 1862, la seconde de 1893, la troisième de 1899 où l'on ne trouve pas d'autres observations.

CHAPITRE V

ETIOLOGIE

D'après les différents auteurs que nous avons consultés, la hernie du diverticule de Meckel est rare et l'on n'en trouve que de rares observations authentiques dans la littérature médicale.

Cette hernie siège de préférence à droite ce qui s'explique par la présence ordinaire du diverticule de Meckel dans le flanc droit. Cependant dans notre observation et dans celle de *Kirmisson* rapportée par *Cazin* dans sa thèse, il s'agissait d'une hernie siégeant à gauche. C'est surtout au niveau de l'anneau inguinal qu'on la trouve chez l'homme. On retrouve ici encore la prédisposition de la femme à la variété crurale ; il faut se souvenir aussi que le pincement latéral est plus fréquent au niveau de ce dernier anneau.

MÉCANISME. — Littre et Méry, ignorant l'origine réelle du diverticule de Meckel, croyaient que ce diverticule n'existait que dans une hernie ; ils le croyaient formé par une propulsion dans un trajet herniaire de l'intestin qui s'allongeait en doigt de gant par la pression des viscères et de la paroi abdominale.

Mais les travaux de Meckel et la connaissance plus approfondie de la constitution du diverticule firent rejeter cette hypothèse.

Le diverticule de Meckel, libre dans la cavité abdominale, peut se trouver hernié dans un canal inguinal ou crural comme l'appendice iléo-cœcal.

« La présence du diverticule dans une hernie, dit
« *Franchomme* (1) n'est pas le fait du hasard seul ; nous
« voyons que son insertion angulaire par rapport à l'in-
« testin est un obstacle à la réduction de ce dernier dans
« la cavité abdominale. Le diverticule se met à cheval
« sur les bords de l'orifice herniaire et s'oppose au mou-
« vement de glissement des surfaces et à la réduction
« spontanée ou thérapeutique de la hernie ».

---

(1) Franchomme, p. 62, Thèse Paris, 1893.

CHAPITRE VI

SYMPTOMATOLOGIE

L'existence du diverticule hernié est toujours ignorée
tant que ce diverticule n'est pas le siège de complications.
Il peut exister dans les hernies, seul ou accompagnant une
anse intestinale, et il peut même rester dans la hernie
après la réduction de l'anse intestinale.

Ce diverticule hernié peut être le siège de complications :
il peut s'étrangler ou s'enflammer. Il importe donc de
distinguer deux variétés de hernies diverticulaires :

Les hernies diverticulaires non compliquées.

Les hernies diverticulaires compliquées d'étranglement
ou d'inflammation.

HERNIES DIVERTICULAIRES NON COMPLIQUÉES. — Le diverticule de Meckel engagé dans un canal inguinal ou crural
peut n'être le siège d'aucun phénomène local ou général
particulier qui décèle sa présence, et ce n'est qu'au moment
de la cure radicale qu'on le trouve et que sa constitution
anatomique le fait reconnaître.

Lorsque l'appendice iléo-cœcal se trouve dans une

hernie, il peut être reconnu par sa consistance qui donne la sensation d'un cordon dur, mais toute sensation particulière manque si l'on a affaire au diverticule de Meckel qui a les caractères de l'intestin.

Les observations III et IV que nous avons recueillies dans la thèse de Blanc (1) et où le diverticule de Meckel ignoré fut trouvé au moment de la cure radicale dans une hernie inguinale, prouvent qu'aucun symptôme clinique n'était venu éclairer le diagnostic.

HERNIE DIVERTICULAIRE COMPLIQUÉE D'ÉTRANGLEMENT OU D'INFLAMMATION. — Le diverticule de Meckel, comme toute autre partie de l'intestin, peut se compliquer d'étranglement. Cette complication est, croyons-nous, très rare.

Dans les trois thèses que nous avons vues, nous n'avons pu en réunir que deux observations. (Obs. V et VI.)

« Nous n'avons pas, dit Cazin (2), trouvé d'exemple net « d'étranglement du diverticule hernié, aussi pensons-« nous avec M. Broca que cet accident est au moins très « rare, sinon inobservé ».

Quand il existe un étranglement diverticulaire, différents cas peuvent se présenter :

a) Dans certains cas, on ne constate que des phénomènes locaux ; les phénomènes généraux sont nuls ou peu accentués ; le malade ne vomit pas ou vomit peu. On assiste à la formation d'un abcès stercoral : dans la région où siège l'étranglement, on voit une tuméfaction ; les téguments rougissent, se tuméfient, s'abcèdent, et l'on est tout étonné de voir s'écouler par l'orifice ainsi formé, les

---

(1) BLANC, Thèse Paris, 1899, pages 32 et 36.
(2) CAZIN, Thèse Paris, 1862, page 96.

matières fécales sans que leur cours normal soit suspendu.

C'est peut-être un cas analogue que nous avons rapporté dans notre observation I ; nous verrons tout à l'heure quelle autre hypothèse peut être faite à ce sujet.

b) Dans d'autres cas, on se trouve en présence de phénomènes locaux analogues. Mais les phénomènes généraux sont plus graves ; la tumeur est le siège d'une douleur très vive, le malade a des vomissements fécaloïdes. Ce sont les symptômes observés chez les sujets de Cazin et de Kirmisson (Obs. V et VI de notre thèse) dans les observations rapportées par Blanc (1).

On a le tableau d'un étranglement ou plutôt d'un pincement latéral ; il faut bien dire que même dans certains cas de pincement latéral, les phénomènes généraux peuvent manquer.

Pourquoi cette différence de phénomènes dans les deux cas d'étranglement diverticulaire considérés ? Cette différence peut s'expliquer par le siège de l'étranglement. Si, en effet, un diverticule de 0,05 à 0,08 est étranglé au niveau de son sommet, nous n'aurons que peu de phénomènes, comme dans le premier cas.

Si, au contraire, l'étranglement se fait près de la base, nous aurons des phénomènes généraux graves.

Mais s'agit-il toujours dans ces cas d'un étranglement ? Nous ne le croyons pas et le premier tableau clinique peut se rapporter à un autre ordre de faits.

Blanc (2) a décrit au niveau du diverticule de Meckel

---

(1) BLANC, Thèse Paris, 1899, pages 33 et 34.
(2) BLANC, Thèse Paris, 1899, page 65.

libre des phénomènes inflammatoires qu'il compare à ceux de l'appendicite et auxquels il donne le nom de *Diverticulite.*

Cette diverticulite peut se produire aussi dans un diverticule hernié.

Cazin (1) s'était déjà occupé de ces affections. Blanc qui approfondit leur étude leur reconnut comme causes occasionnelles la présence de corps étrangers s'introduisant dans l'organe et le transformant en cavité close. La situation déclive du diverticule de Meckel favorise du reste cette stagnation.

Et alors nous avons un tableau clinique semblable au premier de ceux que nous venons de décrire: il existe quelques phénomènes locaux, de la douleur, mais pas de phénomènes généraux, puis un abcès stercoral se forme, les téguments s'abcèdent et il s'ensuit une fistule stercorale.

Donc, dans notre observation (obs. 1), nous pouvons faire deux hypothèses: ou il s'agit d'étranglement du diverticule au niveau de son sommet ou de diverticulite.

Les autres observations (5 et 6) se rapportent à des étranglements de la base du diverticule.

Dans certains cas graves, on peut assister à l'évolution d'une péritonite. Ces phénomènes péritonéaux surviennent, nous le répétons, quand l'étranglement siège très haut. Nous faisons cette restriction qu'ils sont rares comme dans le pincement latéral.

---

(1) CAZIN, Thèse, Paris, 1862, page 97.

CHAPITRE VII

DIAGNOSTIC

Dans aucun cas, à aucune période, le diagnostic de
hernie de diverticule de Meckel ne peut être un diagnostic
de certitude. Nous venons de voir, en effet, au chapitre
précédent qu'il n'existe aucun symptôme permettant de le
différencier cliniquement, s'il n'existe pas de complications.

Quand la hernie est compliquée, il existe quelques
signes permettant de faire cliniquement un diagnostic de
probabilité.

I. ETRANGLEMENT OU DIVERTICULITE. — Le plus souvent
on se trouve en présence, dans une région herniaire,
d'une petite tumeur irréductible, peu douloureuse datant
quelquefois de longtemps. L'état général du malade est
bon ; celui-ci n'a même pas dû interrompre son travail ;
il n'existe pas de phénomènes généraux, le malade ne
vomit pas ou vomit peu.

Dans ces cas, on peut songer à une hernie du diverticule de Meckel ou à une diverticulite et l'on doit se

rappeler que ces affections sont plus fréquentes à droite
qu'à gauche et siègent de préférence au niveau de l'anneau
inguinal chez l'homme, crural chez la femme.

Comme on peut le voir par les symptômes, la marche
de ces affections est parfois lente.

« L'étude de ces faits singuliers (1) jette un certain
« jour sur les accidents à marche subaigue dont quelques
« hernies deviennent le siège, dit M. Broca, et sur ces
« tumeurs stercorales qui ne s'accompagnent ni de vomis-
« sements ni de phénomènes généraux et qu'on a si
« souvent prises pour des abcès et ouvertes comme tels.
« On est porté à se demander si des erreurs de diagnostic
« ne reconnaissent pas souvent une semblable origine ».

Quand il y a des phénomènes généraux avec vomissements de matières stercorales, on peut penser à un
diverticule ou à un pincement latéral.

Au moment de l'intervention, le diagnostic est donc
encore à faire, et, comme dit M. Broca (2) à propos d'une
communication de pincement latéral faite par M. Schwartz
à la Société de chirurgie de Paris, « quand on voit une
« saillie en forme de bouteille avec goulot étroit, il me
« semble plus exact d'admettre le pincement d'un diver-
« ticule préexistant ».

« Lorsqu'il s'agit, dit M. Pierre Delbet (3) d'un pince-
« ment latéral vrai, c'est-à-dire du pincement d'une
« anse normale, le petit cône formé par le pincement
« s'affaisse dès qu'on a levé l'étranglement et qu'on

---

(1) Cazin, Thèse Paris 1862, page 101.
(2) M. Broca, Soc. de chirurgie de Paris, tome XXVII, n° 27, page 843.
(3) M. Pierre Delbet, id.

« redrésse l'anse. Au contraire, quand les parties conser-
« vent le même aspect après qu'on a levé l'étranglement,
« c'est que l'étranglement a porté, non sur une portion
« d'anse normale, mais sur un diverticule préexistant ».

II. Il y a « FISTULE STERCORALE OU PYOSTERCORALE ». —
Cette fistule siège dans la région correspondant à l'anneau inguinal ou crural. Elle peut être la terminaison :

a) *d'un pincement latéral,*
b) *d'un diverticule étranglé,*
c) *d'une diverticulite.*

Nous avons dit que cette fistule était ordinairement
unique, à trajet régulier. Ces caractères nous permettent
d'éliminer les fistules que l'on voit rarement au cours de
la tuberculose, de l'actinomycose, du cancer. D'ailleurs,
dans les cas qui nous occupent, l'état général est bon et
l'on ne trouve aucune de ces affections ; de plus les commémoratifs, la marche lente, l'évolution de l'abcès stercoral contribuent à les écarter. Notre diagnostic se limite
donc aux trois hypothèses précédemment énoncées.

Ici encore le diagnostic est impossible cliniquement.
C'est au cours de l'opération que l'on reconnaitra le
diverticule ; il est souvent nécessaire de procéder à l'examen histologique qui révèlera la constitution du trajet
de la fistule. Dans le pincement latéral, on ne trouve que
des glandes intestinales, dans le diverticule de Meckel
il existe des glandes pseudopyloriques. Il est bien difficile
même par l'examen histologique de reconnaître à cette
période un diverticule étranglé, d'un diverticule enflammé.

En résumé, le diagnostic présente de grandes diffi-
cultés ; on ne peut faire qu'un diagnostic de probabilité.

CHAPITRE VIII

PRONOSTIC ET TRAITEMENT

La hernie diverticulaire, nous venons de le voir, se complique fréquemment ; elle est donc grave, et si au cours d'une cure radicale, on trouve un diverticule, nous croyons qu'il faut le réséquer.

Les complications de ces hernies sont graves dans la plupart des cas, et si l'abcès stercoral ne présente pas de danger immédiat, il aboutit à la formation d'une fistule dont le pronostic est sérieux. En effet, cette fistule siège quelquefois très haut sur l'intestin et livre passage à une partie des aliments dont la digestion intestinale est incomplète. A preuve, notre malade (obs. 1) qui, malgré un état général relativement bon en apparence, n'a pu réagir contre sa pneumonie.

Même dans les cas où l'on n'observe que des phénomènes locaux, on n'est jamais sûr que des phénomènes péritonéaux ne surviendront pas. Nous l'avons vu ; cela dépend du siège de l'étranglement ; plus celui-ci siège haut, plus la situation devient grave ; plus les phénomènes sont à redouter ; ils ne sont pas fréquents, il est vrai ; mais il faut cependant en tenir compte.

Donc dans tous les cas, il faut opérer.

OPÉRATION. Pour nous, lorsqu'on trouve une hernie diverticulaire sans complications, il faut réséquer le diverticule.

Si la hernie diverticulaire est étranglée ou enflammée, il faut inciser la tumeur herniaire ; on fait une véritable kélotomie, on trouve le diverticule et on le résèque.

Si nous avons une fistule stercorale, que les commémoratifs, l'évolution lente sans phénomènes généraux nous fassent penser qu'elle est d'origine diverticulaire, on peut suivre deux voies : ou la *laparotomie*, ou la *dissection du trajet de la fistule.*

Nous penchons pour la laparotomie, qui donne plus de jour et qui permet plus facilement de changer son plan opératoire, s'il y a erreur de diagnostic.

Dans tous les cas, il faut réséquer le diverticule.

Pour réséquer le diverticule de Meckel, on suit un procédé analogue à celui que l'on suit dans la cure radicale de l'appendicite : on lie le diverticule le plus près possible de sa base, on fait une section au thermocautère au-dessous de la ligature ; on désinfecte le moignon qu'on enfouit par des points séro-séreux.

Dans certains cas où le diverticule de Meckel est étranglé près de sa base, on fait la résection qui peut être suivie d'enterorraphie latérale.

D'ailleurs cette technique est celle que M. E. Kirmisson a indiquée en juillet 1901 à la Société de Chirurgie de

Paris pour le traitement des fistules diverticulaires ombi-
licales. Il dit a propos de l'enfouissement du moignon :

« J'ai commencé par le tenter au moyen d'une suture
« en surjet ; mais le moignon arrondi glissait en avant de
« la suture et n'était point recouvert ; aussi ai-je aban-
« donné ce mode de suture, enlevé les points déjà mis en
« place et fixé le moignon par trois points de suture isolés
« au fil de soie ».

A part le siège, la conduite à tenir ici est la même.

CONCLUSIONS

I. — La hernie du diverticule de Meckel au niveau de l'anneau inguinal et crural est très rare.

II. — Les symptômes de cette hernie diverticulaire sont négatifs quand la hernie n'est pas compliquée ; on ne la reconnaît qu'au cours de la cure radicale.

III. — Mais cette hernie diverticulaire peut se compliquer : le diverticule peut s'étrangler au niveau de l'anneau ; il peut s'enflammer.

IV. — Lorsqu'il est *étranglé*, le plus souvent on n'observe que peu de symptômes généraux ; les symptômes locaux dominent la scène clinique ; on assiste à l'évolution d'un abcès stercoral qui se termine par la formation d'une fistule.

Enflammé, les symptômes sont à peu près analogues ; on assiste encore à la formation d'un abcès stercoral qui se termine encore par fistulation.

V. — Le diagnostic clinique n'est jamais certain ; on ne peut avoir que des probabilités. Le diagnostic n'est certain qu'après l'examen histologique.

VI. — Il faut opérer tous les cas, qu'il s'agisse d'un abcès stercoral ou d'une fistule. Le diverticule reconnu, il faut l'extirper comme on extirpe un appendice iléo-cœcal.

TABLE DES MATIÈRES

MPR. L. KREIS, 51, RUE ST-GEORGES - NANCY